BEI GRIN MACHT SICH IHR
WISSEN BEZAHLT

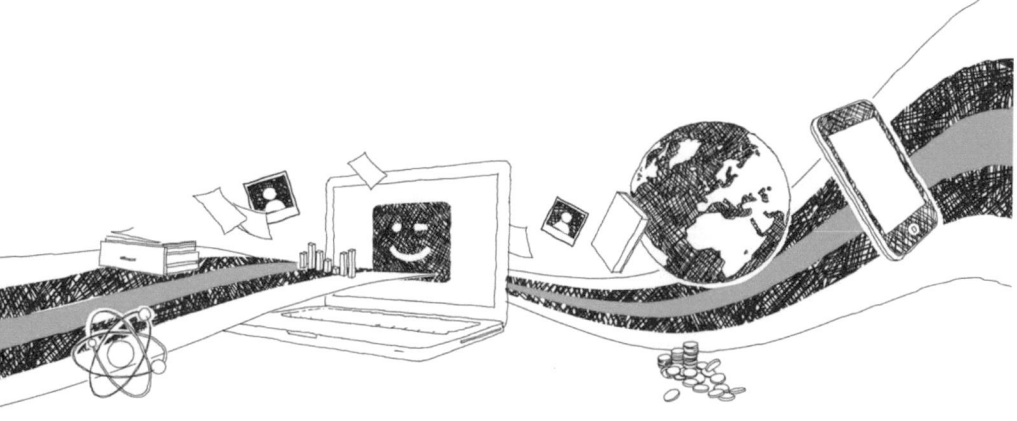

- Wir veröffentlichen Ihre Hausarbeit,
  Bachelor- und Masterarbeit

- Ihr eigenes eBook und Buch -
  weltweit in allen wichtigen Shops

- Verdienen Sie an jedem Verkauf

Jetzt bei www.GRIN.com hochladen
und kostenlos publizieren

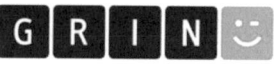

Bibliografische Information der Deutschen Nationalbibliothek:

Die Deutsche Bibliothek verzeichnet diese Publikation in der Deutschen National-
bibliografie; detaillierte bibliografische Daten sind im Internet über http://dnb.d-
nb.de/ abrufbar.

Impressum:

Copyright © 2016 GRIN Verlag, Open Publishing GmbH
Druck und Bindung: Books on Demand GmbH, Norderstedt Germany
ISBN: 978-3-668-18795-5

Dieses Buch bei GRIN:

http://www.grin.com/de/e-book/318796/medizinische-eingliederungsvorgaenge-
von-fachbereichen-in-mvz-das-beispiel

Fabian Renger, Attila Czirfusz

Medizinische Eingliederungsvorgänge von Fachberei-chen in MVZ. Das Beispiel Diabetologie

GRIN Verlag

GRIN - Your knowledge has value

Der GRIN Verlag publiziert seit 1998 wissenschaftliche Arbeiten von Studenten, Hochschullehrern und anderen Akademikern als eBook und gedrucktes Buch. Die Verlagswebsite www.grin.com ist die ideale Plattform zur Veröffentlichung von Hausarbeiten, Abschlussarbeiten, wissenschaftlichen Aufsätzen, Dissertationen und Fachbüchern.

Besuchen Sie uns im Internet:

http://www.grin.com/

http://www.facebook.com/grincom

http://www.twitter.com/grin_com

Medizinische Eingliederungsvorgänge von Fachbereichen in MVZs am Beispiel der Diabetologie

Abstract

RENGER, Fabian: Medizinische Eingliederungsvorgänge von Fachbereichen in MVZs am Beispiel der Diabetologie / Fabian Renger – St. Elisabeth Universität für Gesundheitswesen und Sozialarbeit, Bratislava; Katheder für Gesundheitswissenschaften, Supervisor: CZIRFUSZ, Attila, Assoc. Prof., M.D., Ph.D. – St. Elisabeth Universität Bratislava, 2016, 24 Seiten

Bei der Untersuchung des Themas „Medizinische Eingliederungsvorgänge von Fachbereichen in MVZs am Beispiel der Diabetologie", wurde deutlich, dass es durchaus Sinn macht, für Medizinischer Versorgungszentren (Kurzform: MVZs) mit Schwerpunkt Kardiologie einen Fachbereich Diabetologie einzugliedern.

Die Einführung der MVZs durch den Gesetzgeber mit dem GKV-Gesundheitsmodernisierungsgesetz (GKV-GMG) zum 01.01.2004 hatte verschiedene Zielsetzungen.

Die Erhöhung des Schulungsbedarfs sowie die Übertragung einer vermehrten Verantwortung auf die Patienten und ihre Angehörigen sollen einen integrierten Anteil im Gesundheitswesen darstellen.

Der Diabetologe DDG (Deutsche Diabetes Gesellschaft) ist ein Spezialist, der sich durch eine umfangreiche 2-jährige Weiterbildung in einer DDG anerkannten Einrichtung und die Teilnahme an Fortbildungskursen der DDG auszeichnet.

Key Assumption

Bei der Untersuchung des Themas „Medizinische Eingliederungsvorgänge von Fachbereichen in MVZs am Beispiel der Diabetologie" wurde deutlich, dass es durchaus Sinn macht, für MVZs mit Schwerpunkt Kardiologie einen Fachbereich Diabetologie einzugliedern.

Inhaltsverzeichnis

Einleitung

Die Einführung Medizinischer Versorgungszentren (Kurzform: MVZs) durch den Gesetzgeber mit dem GKV-Gesundheitsmodernisierungsgesetz (GKV-GMG) zum 01.01.2004 hatte verschiedene Zielsetzungen. Als grundlegend sind zu nennen:

1.) eine Verbesserung der medizinischen Qualität in der ambulanten Versorgungsstruktur

2.) eine Optimierung der integrierten Versorgung

3.) mehr Flexibilität für Ärzte unter organisatorischen Gesichtspunkten

4.) die Möglichkeit, Kapital aus der medizinischen Industrie für MVZs zu binden

5.) die Zusammenarbeit der Ärzte untereinander zu verbessern

Wie auch die MVZs selbst und die dort tätigen Personen sind diese ursprünglichen Ziele ständigen Änderungen im Rahmen der aktuellen Gesetzgebung unterworfen.

Der Beitrag des MVZs zur Versorgungsstruktur ist neu. Das bedeutet, dass die Auswirkungen, also ihr Funktionieren in der Versorgungsstruktur, noch nicht abschließend bewertet werden kann.

Rudimentär betrachtet lässt sich das MVZ als eine spezielle Art von Arztpraxis erklären, wobei seine Komplexität durch die organisatorische Möglichkeit einer leichteren Vergrößerung einer MVZ-Einheit und die Einbindung juristischer Personen in die Eigentümerstruktur zunimmt.[1]

1 Diabetologie in MVZs

Die Erhöhung des Schulungsbedarfs sowie die Übertragung einer vermehrten Verantwortung auf die Patienten und ihre Angehörigen sollen einen integrierten Anteil im Gesundheitswesen darstellen. Dabei nimmt die Diabetesberatung einen fundamentalen Bereich der allgemeinen Patientenschulung ein.[2]

Aus diesem Grund macht es Sinn, für MVZs mit dem Schwerpunkt Kardiologie die Integrierung der Diabetologie zu überdenken.

„Es sind vor allem Informationen zu individuellen Bedürfnissen und Gewohnheiten, zur Biografie, zu den allgemeinen Lebensbedingungen sowie zu den Faktoren, die Pflegebedürftig-

---

[1] Renger, (2016), S.1, Renger, (2011), S. 1
[2] Vgl. Pöschl, C., Schatka, R.,Czirfusz, A., (2014), Die Bedeutung des transtheoretischen Modells in der Diabetesberatung – Eine Public-Health-Betrachtung, S. 1

keit beeinflussen, und zu ihrem individuellen Wechselspiel, die vom neuen Begutachtungsinstrument nicht erfasst werden. Denn die Begutachtung verfolgt ein anderes Ziel als die individuelle Pflege von Angehörigen: die Feststellung, ob und in welchem Maße eine Person Leistungen der Sozialversicherung zustehen."[3]

Die sozialmedizinische Nachsorge nach §43 Abs. 2 SGB (Sozialgesetzbuch) V ist als Ergänzung zu den bestehenden Versorgungsmöglichkeiten für chronisch und schwerstkranke Kinder und Jugendliche zu sehen.[4] „Sie setzt am Ende des Krankenhausaufenthalts an, hilft, den Übergang nach Hause zu meistern, organisiert und koordiniert die ambulanten Therapien, Beratungen und Schulungen sowie Rehabilitationsleistungen. Sie begleitet die Patientenfamilien in den ersten Wochen zu Hause, entlastet emotional und hilft in der Bewältigung des Alltags. Auch die Überleitung und die begrenzte Begleitung im Rahmen der Palliativphase eines Kindes können über die sozialmedizinische Nachsorge angeboten werden."[5]

2 Der Diabetologe

Der Diabetologe DDG ist ein Spezialist, der sich durch eine umfangreiche 2-jährige Weiterbildung in einer DDG anerkannten Einrichtung und die Teilnahme an Fortbildungskursen der DDG auszeichnet.

Dadurch kann der Diabetologe DDG die Patienten mit der komplexen Krankheit optimal therapieren. Während der Weiterbildung werden sowohl Wissen über Diabetes mellitus Typ 2 als auch Typ 1 und Sonderformen vermittelt. Der Diabetologe DDG ist also ein kompetenter Experte für dieses Krankheitsbild.[6]

3 MVZs mit Schwerpunkt Kardiologie

Die Gründer des Medizinischen Versorgungszentrums Kempten sind die Mitglieder der vorherigen Gemeinschaftspraxis, Dr. Franz Heigl (Internist, Kardiologie, Nephrologie), Dr. Reinhard Hettich (Internist, Kardiologie, Pneumologie), PD Dr. Rainer Arendt (Internist,

---

[3] Pöschl, C., Selbstständigkeit und Gesundheitsressourcen von Pflegebeziehern im österreichischen Gesundheitswesen, (2015), (Diss. St. Elisabeth-Universität Bratislava), S. 111
[4] Vgl. Porz, F., Erhardt, H., beta Institut für sozialmedizinische Forschung und Entwicklung gGmbH (2003) Case Management in der Kinder- und Jugendmedizin. Thieme, Stuttgart, zit. nach: Podeswik, A., · Porz, F., Groeger, K., Thyen, U., URL: http://www.beta-institut.de/files/betaInstitut/downloads/nachsorge-monatsschrift-kinderheilkunde-090122.pdf,
Springer Medizin Verlag 2009
[5] Podeswik, A., · Porz, F., · Groeger, K., Thyen, U., URL: http://www.beta-institut.de/files/betaInstitut/downloads/nachsorge-monatsschrift-kinderheilkunde-090122.pdf,
Springer Medizin Verlag 2009
[6] Vgl. O.V., (2015), URL: http://www.deutsche-diabetes-gesellschaft.de/weiterbildung/diabetologe-ddg.html,
(Stand: 09.03.2016)

Kardiologie), PD Dr. Norbert Lotz (Internist, Endokrinologie, Diabetologie), Dr. Harduin Reeg (Internist, Kardiologie, Diabetologie) und Dr. Bernadette Eder (Internistin).

Medizinische Versorgungszentren tragen dazu bei, die Versorgungsstrukturen im Gesundheitswesen im Sinne des Gesetzgebers zu verändern. Die Zusammenarbeit von Ärzten verschiedener Fachrichtungen soll damit verbessert werden und die Versorgung der Patienten breit gefächert sein.

Durch neue, verbesserte Organisationsstrukturen werden die Ärzte im MVZ von nichtärztlichen Aufgaben entlastet. So haben sie mehr Zeit für die Patienten und für ihre Weiterbildung. Die Ärzte des Kemptener MVZs bieten ihren Patienten eine umfassende, ganzheitliche medizinische Versorgung aus einer Hand, die sich an den individuellen Bedürfnissen orientiert. "Und dies auf wissenschaftlich und technisch höchstem Niveau in einer Atmosphäre menschlicher Zuwendung"[7], versichern die Mediziner.

Das MVZ Kempten verfügt über eine internistische Praxisklinik, eine diabetologische Schwerpunktpraxis, ein Dialyse- und Apheresezentrum (Blutfettwäsche), die Magnetresonanztomographie zur Herzdiagnostik, ein medizin-pädagogisches Zentrum sowie ein ärztliches Fortbildungszentrum.

Schwerpunkte und Kernkompetenzen sind Diagnostik, Therapie, Prävention und Rehabilitation von Herz-Kreislaufkrankheiten, Allergien, Nieren- und Bluthochdruckkrankheiten sowie Diabetes, endokrinologische und Fettstoffwechselkrankheiten. Die Ärzte des MVZs kooperieren mit großen Universitätskliniken und Herzzentren. Sie tauschen sich mit internationalen Instituten wissenschaftlich aus.

Das MVZ Kempten ist ein modernes, lichtdurchflutetes Gebäude. Es liegt inmitten einer ruhigen Parklandschaft am Rand eines Naturschutzgebietes und verfügt über ein eigenes Bistro-Café mit Dachterrasse. Es gibt Vorträge für Patienten und Interessierte, Kunstausstellungen und Konzerte.[8]

Patienten sind nicht ambulant oder stationär, sie sind gesund oder krank. Die integrierte Versorgung bietet eine reelle Chance, wissenschaftliche Innovationen schnell aus dem Forschungslabor zum Patienten zu bringen und hierfür eine geeignete Bezahlung bereitzustellen.

---

[7] O.V., (2014), Versorgung aus einer Hand, URL: http://www.mvz-kempten.de/index.shtml?pressemitteilungen&news=zeitungmvz, (Stand: 09.03.2016)
[8] Vgl. O.V., (2014), Versorgung aus einer Hand, URL: http://www.mvz-kempten.de/index.shtml?pressemitteilungen&news=zeitungmvz, (Stand: 09.03.2016)

Leitlinien sind deshalb keine Pflichtübungen, sondern Instrumente, den evidenzbasierten Gebrauch innovativer medizinischer Verfahren regelrecht zu implementieren.

Leistungserbringer sollten zurückhaltend sein, Gewährleistungsversprechen für den Erfolg medizinischer Behandlungen abzugeben, da nicht geklärt ist, in welchem Ausmaß medizinische Entscheidungen hierdurch beeinflusst werden können. Ein wesentlicher Hinderungsgrund für die weitere Verbreitung von integrierter Versorgung kann die Bürokratie darstellen; deshalb sollten einfache, übersichtliche Regelungen bevorzugt werden. Die Bezahlung für integrierte Versorgung sollte nicht entlang der konventionellen Systeme der ambulanten oder stationären Vergütung erfolgen, sondern als definierte Beträge, die für alle Leistungserbringer und Patienten transparent sind. Diese würde insbesondere sämtliche Vertragsteilnehmer in den Stand versetzen, feststellen und vergleichen zu können, in welche Verträge sie eingewilligt haben.[9]

4 Pflegeaspekte

Angehörige als Hauptverantwortliche in der Pflege sind der größte „Pflegedienst" und aus wirtschaftlicher Sicht für den Staat und die Wirtschaft eine unbezahlbare Ressource.[10]

Laut Oswald et al. werden 28 % der pflegebedürftigen Personen, die zu Hause wohnen, von ihren (Ehe-)Partnern gepflegt. 42 % der Hauptpflegepersonen sind Schwieger-Kinder. Pflegebedürftige erwachsene Kinder werden zu 13 % von den Eltern gepflegt, während 9 % der Pflege von anderen Familienangehörigen übernommen wird. In 8 % sind Freunde, Nachbarn oder Bekannte die Hauptpflegepersonen (Oswald et al., 2008, S. 198). Nachdem das Vertragsarztrechtsänderungsgesetz zum 01. Januar 2007 in Kraft getreten ist, haben sich Niederlassungs- und Arbeitsmöglichkeiten für Ärzte deutlich erweitern. Dafür haben unter anderem neue Kooperationsformen gesorgt. Eine neue Kooperationsform, die es bereits seit 1. Januar 2004 gibt, ist das Medizinische Versorgungszentrum.

4.1 Vorteile überwiegen der anfänglichen Skepsis

Skepsis herrschte zu Anfang in der Bewertung des neuen Modells MVZ. ABKÜRZUNG KBV-Chef Dr. Andreas Köhler räumt ein, dass zunächst die Furcht dominierte, die Krankenhäuser würden erneut einen Wettbewerbsvorteil bekommen. Für sie bieten MVZs eine opti-

---

[9] Silber, S., Argumente für die Integrierte Versorgung als Regelversorgung in der Kardiologie, In: Clinical Research in Cardiology January 2006, Volume 95, Supplement 2, pp ii37-ii40

[10] Vgl. Österreichisches Bundesinstitut für Gesundheitswesen (ÖBIG) 2005. Situation pflegender Angehöriger, Endbericht. URL:http://www.bmsk.gv.at [22.12.09], zit. nach: Pöschl, C., Selbstständigkeit und Gesundheitsressourcen von Pflegebeziehern im österreichischen Gesundheitswesen, (2015), (Diss. St. Elisabeth-Universität Bratislava), S. 13

male Möglichkeit, Leistungen in die ambulante Versorgung auszulagern. Köhler hat festgestellt: „Bekanntlich sind die Wettbewerbsspieße auf unserer Seite zu kurz und auf Seite der Krankenhäuser zu lang. Um es klar zu sagen: Diese Gefahr besteht immer noch."[11]

4.2 Träger sind hauptsächlich niedergelassene Ärzte

Doch die Vorteile dieser fachübergreifenden und ärztlich geleiteten Einrichtungen liegen auf der Hand. Sie bieten niedergelassenen Ärzten die Chance, berufliche Wünsche in einer Weise zu realisieren, wie sie es oft in der Einzelpraxis nicht können. Für die Kassenärztlichen Vereinigungen und die KBV eröffnen sich neue Wege, den Vertragsärzten als Dienstleister mit umfassendem Beratungs-Know-how zur Seite zu stehen. Der Beratungsbedarf ist in der Tat hoch, bestätigt Köhler. Immerhin bilden die niedergelassenen Ärzte mit 61 % den weitaus größten Anteil unter den Trägern von aktuell 491 MVZs. Aus diesem Grunde hat die KBV einen eigenen Beratungsleitfaden aufgelegt.

Sie fühlt sich darin bestärkt durch den ersten MVZ-Survey, den sie im November und Dezember 2005 durchgeführt hat. Dabei wurden die ärztlichen Leiter von 253 MVZs „der ersten Generation" angeschrieben und gebeten, einen standardisierten Fragebogen auszufüllen. 104 ärztliche Leiter haben geantwortet. Diese MVZs bestanden aus durchschnittlich drei Ärzten. 80 % waren ein Jahr oder weniger zugelassen, 60 % hatten sich in städtischen Gebieten angesiedelt.

4.3 Hauptmotivation: Erweiterte Position am Markt

Wer ein MVZ gründen will, muss komplexe Entscheidungen treffen, etwa hinsichtlich der Rechtsform, der Kooperationsvereinbarungen und der Finanzplanung. Über die Hälfte der MVZs wandte sich dazu an die jeweilige KVERKLÄREN. In vertragsärztlichen Fragestellungen war diese sogar der Berater der ersten Wahl. Parallel zogen die meisten MVZs noch einen Rechtsanwalt und einen Steuerberater hinzu.

Als Hauptmotivation für die MVZ-Gründung nannten 24 % die auf diese Weise erweiterte Position am Markt, 16,3 % die Möglichkeit der Effizienzsteigerung und 11,5 % die Möglichkeit, dass sie nun Ärzte anstellen könnten. Überrascht hat die KBV nach Köhlers Worten, dass lediglich 2,9 % die Entlastung von Verwaltungsaufgaben und ebenfalls 2,9 % ein verringertes Investitionsrisiko als Hauptmotivation nannten.

---

[11] Schmidt, K., Planegg, O., in: KBV, (2006), URL: https://www.thieme-connect.com/products/ejournals/html/10.1055/s-2006-956961

4.4 MVZ meist mit Versorgungsschwerpunkt

Der Survey hat gezeigt, dass 61 % der MVZs einen Versorgungsschwerpunkt herausbilden. Häufig gewählt wurden Leistungsspektren der Augenheilkunde, der Angiologie sowie von ambulanten Operationen. Doch darin erschöpfen sich die Serviceleistungen nicht. 71,2 % gaben an, eine gemeinsame Patientenakte zu führen, 66,3 % machen Angebote außerhalb des Katalogs der gesetzlichen Krankenversicherung (Individuelle Gesundheitsleistungen), 44,2 % führen Patientenschulungen durch, um ihre Patienten aktiv in die Behandlungsabläufe einzubinden. 25 % bieten eine gesonderte Telefonsprechstunde an.

Über ihr Versorgungsangebot informieren die MVZs auf vielfältige Weise: 90 % setzen auf die persönliche Beratung durch das eigene Personal, 64 % haben eine Homepage im Internet eingerichtet, 53 % halten Vorträge zu medizinischen und gesundheitsrelevanten Themen, 34 % bieten einen Tag der offenen Tür an.

Untersucht wurde auch das Vernetzungspotential der MVZs. Jedes vierte von ihnen ist bereits Vertragspartner der integrierten Versorgung, weitere 39 % wollen in der Zukunft an dieser Versorgungsform teilnehmen. 40 % haben sich für Disease-Management-Programme eingeschrieben und 30 % nehmen an der hausärztlichen Versorgung teil.

4.5 Gründungsdrang hält an

Der Gründungsdrang für MVZs ist ungebrochen. Zum 30. Juni dieses Jahres verzeichnete die KBV bereits 491 MVZs mit insgesamt 1934 Ärzten; davon waren 1172 angestellte Ärzte.

Aktuelle Entwicklung von MVZs im 2. Quartal 2006

- Gesamtzahl: 491
- Gesamtzahl der im MVZ tätigen Ärzte: 1934
- Ärzte in Anstellungsverhältnis: 1172
- Am häufigsten beteiligte Facharztgruppen: Hausärzte, Internisten, diagnostisch tätige Radiologen, Chirurgen
- MVZ-Größe: durchschnittlich 4 Ärzte
- Vorwiegende Träger: Vertragsärzte und Krankenhäuser
- MVZs in reiner Trägerschaft von Vertragsärzten: 61,1 %
- Vorwiegende Rechtsformen: Gesellschaft bürgerlichen Rechts, GmbH, Partnerschaft

- Top3-Regionen: Bayern, Berlin, Niedersachsen[12]

5 Praxisbeispiel

Die fachinternistisch, diabetologische Schwerpunktpraxis unter Leitung von Dr. med. Britta Fischer versteht sich als Bindeglied zwischen zuweisenden Ärzten und den weiteren Einrichtungen des universitären Diabeteszentrums.

Ihr Leistungsspektrum:

- Ambulante Diagnostik und Therapie aller Diabetes-Formen
- Regelmäßige Verlaufskontrollen nach den Empfehlungen der Deutschen Diabetes-Gesellschaft
- Neueinleitung und Überwachung einer Insulintherapie
- Behandlung akuter und chronischer Stoffwechselentgleisungen
- Diagnostik und Therapie diabetesbedingter Folgekomplikationen
- Qualifizierte Ultraschalluntersuchung von Schilddrüse und Oberbauch
- Alle Formen der Diabetes-Schulung, Gruppen- und Einzelberatungen
- Insulinpumpen
- Kontinuierliche, subkutane Blutzuckermessung bis fünf Tage (CGMS)

In der internistischen Praxis kann die Betreuung und Schulung im Rahmen strukturierter DMP-Programme (Disease-Management-Programme) erfolgen; die Schulungen werden in Kooperation mit dem Diabetes-Schulungszentrum durchgeführt.

Falls erforderlich kann eine Überweisung in die Diabetes-Hochschulambulanz, das interdisziplinäre Zentrum diabetischer Fuß oder eine stationäre Einweisung erfolgen.[13]

Fazit

Die Diabetologie ist ein eigenständiger und medizinisch interessanter Fachbereich. Für Menschen mit Diabetes ist die Pflege und medizinische Betreuung von großer Wichtigkeit.

Für MVZs mit Schwerpunkt Kardiologie macht es Sinn, einen diabetologischen Fachbereich zu integrieren.

---

[12] Vgl. Schmidt, K., Planegg, O., in: KBV, (2006), URL: https://www.thieme-connect.com/products/ejournals/html/10.1055/s-2006-956961

[13] O.V., (2015), URL: http://www.ukgm.de/ugm_2/deu/ugi_udm/21013.html

Literatur

O.V., (2014), Versorgung aus einer Hand, URL: http://www.mvz-kempten.de/index.shtml?pressemitteilungen&news=zeitungmvz, (Stand: 09.03.2016)

O.V., (2015), http://www.deutsche-diabetes-gesellschaft.de/weiterbildung/diabetologe-ddg.html, (Stand: 09.03.2016)

O.V., (2015), URL: http://www.ukgm.de/ugm_2/deu/ugi_udm/21013.html

Österreichisches Bundesinstitut für Gesundheitswesen (ÖBIG) 2005. Situation pflegender Angehöriger, Endbericht. URL:http://www.bmsk.gv.at [22.12.09]

Oswald, W.- Gatterer, G.- Fleischmann, U.- Engel, S., (2008), Gerontopsychologie – Grundlagen und klinische Aspekte zur Psychologie des Alterns. New York, Springer Wien, S.1-197

Podeswik, A., Porz, F., Groeger, K., Thyen, U., **URL:** http://www.beta-institut.de/files/betaInstitut/downloads/nachsorge-monatsschrift-kinderheilkunde-090122.pdf,

Porz F., Erhardt H., beta Institut für sozialmedizinische Forschung und Entwicklung gGmbH, (2003), Case Management in der Kinder- und Jugendmedizin, Thieme, Stuttgart

Pöschl, C., Schatka, R.,Czirfusz, A., (2014), Die Bedeutung des transtheoretischen Modells in der Diabetesberatung – Eine Public-Health-Betrachtung, S. 1

Pöschl, C., Selbstständigkeit und Gesundheitsressourcen von Pflegebeziehern im österreichischen Gesundheitswesen, (2015), (Diss. St. Elisabeth-Universität Bratislava), S. 2-117

Renger, (2011), Typologische Aspekte der Medizinischen Versorgungszentren unter der Perspektive ihres Beitrags zur Sicherstellung einer adäquaten Versorgungsstruktur, S. 1-10, in: GRIN Verlag, München

Renger, Czirfusz, (2016), Aspekte des Marketings im MVZ, S.1-12, in: GRIN Verlag, München

Schmidt, K., Planegg, O., in: KBV, URL: https://www.thieme-connect.com/products/ejournals/html/10.1055/s-2006-956961 Springer Medizin Verlag 2006

Silber, S., Argumente für die Integrierte Versorgung als Regelversorgung in der Kardiologie, In: Clinical Research in Cardiology January 2006, Volume 95, Supplement 2, pp ii37-ii40

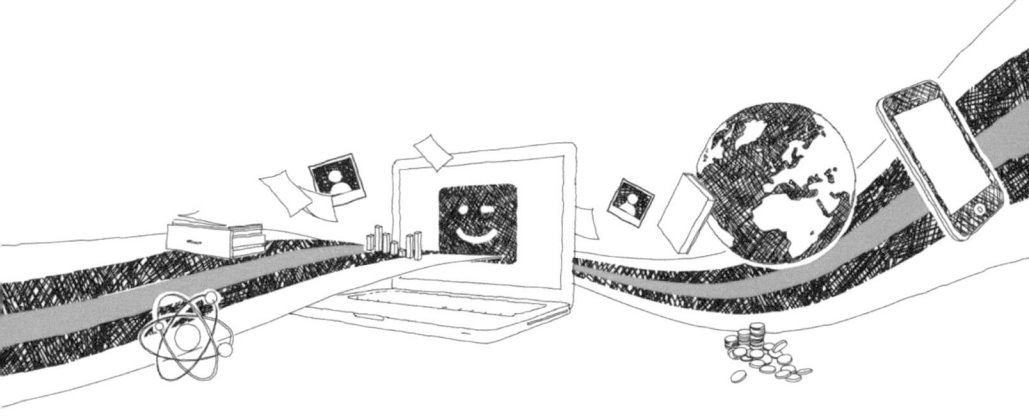
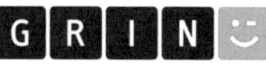